EXAMEN

DE

LA DOCTRINE

D'HIPPOCRATE.

EXAMEN

DE LA DOCTRINE

D'HIPPOCRATE,

Sur la Nature des Étres animés, fur le Principe du mouvement & de la vie, fur les Périodes de la vie humaine.

Pour fervir à l'Hiftoire du Magnétifme animal.

PAR M. ELIE DE LA POTERIE, Docteur Régent de la Faculté & Membre de la Société Royale de Médecine, ancien Infpecteur des Hôpitaux Militaires du Royaume, premier Médecin de la Marine au Département de Breft.

A BREST,

Chez R. MALASSIS, Imprimeur ordinaire du Roi & de la Marine.

M. DCC. LXXXV.

Avec approbation.

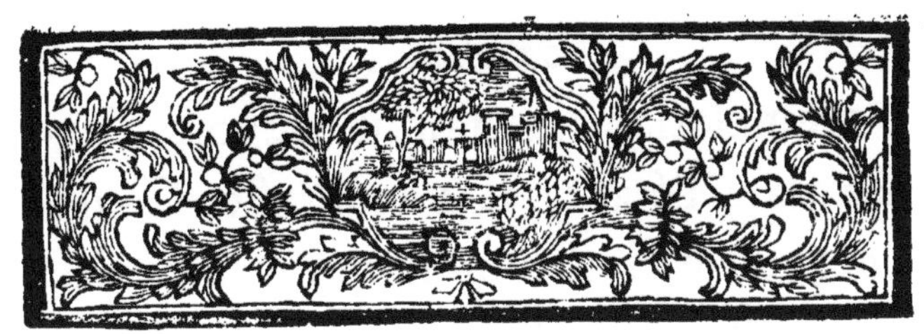

EXAMEN

DE LA DOCTRINE

D'HIPPOCRATE,

Sur la nature des Êtres animés, sur le Principe du mouvement & de la vie, sur les Périodes de la vie humaine.

L'Ambition de s'instruire, d'étendre la sphere de ses talens, est la plus légitime, &, sans doute, la plus naturelle à l'homme.

Seul entre les animaux qui sont susceptibles de recevoir quelque éducation, l'homme est capable de réfléchir, de s'éclairer par l'expérience ; seul, il a pu être assujetti à ce désir impérieux, qui, sous le nom de curiosité, le conduit dans le sanctuaire des arts, qui, sous le titre d'une

A

noble émulation, lui fait un devoir d'ex-
celler dans l'état qu'il a embraffé. Ce dé-
fir auquel les inftitutions qui ont civilifé
le genre humain, les loix qui le gouvernent, les arts dont il s'enorgueillit, doivent leur origine, eft le feu facré qui,
répandu dans les diverfes parties des fociétés humaines, leur donne le mouvement & la vie.

De toutes les profeffions que l'homme
peut exercer, pour fe rendre utile à fes
femblables & s'environner de leur efti-
me, il n'en eft aucune qui exige autant
que la profeffion du Médecin, que celui
qui s'y confacre, réuniffe à un zele infa-
tigable l'amour des fciences, & que l'intérêt fi puiffant de l'humanité, l'inftruife
de jeune âge, à en fupporter tous les
travaux.

Deftiné à fecourir des hommes qu'il
n'a été poffible de civilifer, qu'en leur
donnant une éducation propre à les af-
foiblir, qui confervent à peine quelques
traces de leur caractere primitif, au mi-

lieu des caufes d'épuifement ou de deftruction auxquelles ils font expofés, qui
n'exiftent pour la plupart que dans un
état de maladie; quels confeils le Médecin leur donnera-t-il, s'il ne connoît pas
la nature de ces êtres, s'il ignore quelles
font les loix auxquelles leur tempérament
obéit dans l'état phyfique, comme dans
l'état moral?

Par quels moyens fufpendra-t-il les défordres qui naiffent dans leur conftitution,
s'il n'a pas acquis des notions précifes fur
l'action des fubftances que l'on emploie
comme remede, action qui dépend de
leur texture, & dont traite l'Hiftoire naturelle & la Botanique, de leurs principes
& que la Chimie reconnoît par l'analyfe;
action qui ne s'exerce pas feulement fur
les fonctions phyfiques, mais qui change
& modifie la penfée.

Quel fil le guidera dans le labyrinte de
la Médecine pratique, s'il n'a pas obfervé ce qui conftitue l'état de force de
l'homme, par quelles nuances il s'affoiblit, à quel dégré d'affoibliffement exifte

l'état de maladie; s'il ne fçait pas diftinguer dans chaque efpece de maladie, les fymptômes qui la caractérifent, la marche qui lui eft propre, la maniere dont elle doit fe terminer fuivant le progrès qu'elle a eu, & la conftitution de chaque individu?

Enfin comment fera-t-il renaître l'état de force, de vigueur, de fanté, fi l'efprit d'obfervation ne lui a pas appris à reconnoître quels font les moyens de fuppléer chez le malade qui le confulte, aux forces naturelles qui lui manquent; s'il n'a pas acquis par l'expérience, le pouvoir de rappeler le principe de la vie à des ofcillations régulieres?

Combien cette fcience eft vafte! quelles erreurs ont dû fe répandre fur des queftions fi abftraites, & par quel moyen reconnoîtra-t-on le fyftême de la nature; dans quelle autre profeffion rencontre-t-on de pareils travaux à foutenir, de fi grandes difficultés à vaincre; quel Médecin ofera entreprendre de parcourir une carriere fi étendue?

Vingt siecles de recherches, les découvertes les plus importantes, n'ont point suffi pour perfectionner la Médecine pratique. On ne voit point sans étonnement combien la marche de l'esprit humain si rapide toutes les fois qu'il ne s'agit que de concevoir ou de juger, devient lente, lorsqu'il est forcé de suivre les traces de l'observation; avec quelle opiniâtreté la nature avare de ses secrets les recele dans son sein, lorsqu'on ne lui fait pas violence.

Tel est le fort des Sciences les plus utiles à l'humanité; on use de leurs bienfaits : tout y paroît simple; à peine soupçonne-t-on par quels efforts l'édifice de ces Sciences s'est élevé.

L'histoire de la Médecine pratique, lorsqu'on la distingue de l'empirisme, & qu'on la considere comme un art qui doit avoir ses loix, ne remonte point au-delà du siecle d'Hippocrate, qui naquît dans l'Ile de Cos, l'an du monde

trois mille cinq cens , trente années avant
la guerre du Peloponese , environ trois
cens cinquante-fix ans avant l'époque
de l'Ere Chrétienne.

Je ne rappellerai point ici le premier
âge de cette Science , qui fut celui des
fociétés humaines , cet âge où les hommes incapables de réfléchir fur leurs befoins , qui ne s'étendoient pas au delà du
foin de leur propre confervation , durent
regarder comme un être tutélaire , d'un
ordre infiniment fupérieur , en quelque
forte d'un caractere divin , celui qui fai-
fant le premier l'effai de fa penfée , leur
apprit à connoître des befoins nouveaux ,
leur indiqua les moyens de les fatifaire ,
& réuffit à les gouverner par des bienfaits. Apollon découvrant quelques pro-
priétés des plantes , dont les effets furent falutaires dans le traitement des maladies , devint le Dieu de la Médecine :
il fût en même temps le Dieu de la lumiere.

Je n'éxaminerai point les événemens
du fecond âge de cette Science , fes pro-

grès lents pendant une longue suite de fiecles. Les premieres notions de l'art de guérir, ces notions fi fimples qu'on ne peut envifager que comme un germe qui étoit confié à l'induftrieufe activité des hommes, dûrent fans doute exciter leur reconnoiffance; mais à quels efforts cette premiere découverte les a-t-elle affujettis? quels avantages compenferont les travaux auxquels ils fe font condamnés eux-mêmes?

Je vois dès ce fecond âge de la Médecine, le genre humain livré à l'efpoir de prolonger le cours de la vie, en découvrant des remedes plus fûrs, s'égarer dans cette route qu'il n'a point encore abandonnée.

Je vois des hommes téméraires méconnoître l'impuiffance où ils étoient d'interroger la nature, fuivre fans guide une indifcrete curiofité; interpréter au hafard fes loix qu'elle ne communique qu'au génie, & fuppofer qu'il eft poffible de conquérir fes fecrets, qui ne font acceffibles qu'à l'obfervation lente & à l'amour du travail.   A 4

Je vois l'efprit philofophique naître en même-temps que l'efprit de découverte, parcourir avec lui l'efpace des fiecles, le pourfuivre dans toutes fes recherches, oppofer conftamment l'empirifme à une théorie fage, les fyftêmes à l'expérience, & toujours combattre, ou déguifer fous l'emblême des fables, la vérité qu'il ne ceffe d'annoncer aux hommes.

Tous les Voyageurs retrouvent cet état d'incertitude de l'art de guérir, qui caractérife le fecond âge de la Médecine, chez les peuples Sauvages ; parmi les nations qui ont renoncé aux inftitutions de la Société, qui ne confervent aucuns veftiges des mœurs anciennes, & qui fe précipitent vers leur ruine; au milieu de ces contrées immenfes de l'Orient, qu'un pareil deftin à replongées depuis fi long-temps dans la barbarie. Parmi ces Peuples, ceux qui n'ont point cultivé les Arts de l'imagination, la poéfie, par exemple, n'élevent point des Autels aux hommes, qui, fous le titre d'Empiriques, d'Aftrologues, de Devins ou de

Sorciers, leur indiquent fans art, comme fans méthode, les moyens de guérifon qu'ils doivent employer dans leurs maladies ; loin qu'ils leur rendent de pareils honneurs, ces Peuples les défignent au contraire, fous la dénomination toujours injurieufe de magiciens, c'eft-à-dire d'êtres mal-faifants, parce que c'eft un fentiment naturel à tous les hommes, de défirer que les Sciences les plus utiles, & dont ils attendent le plus d'avantages, admettent des principes ou des méthodes qui en rendent l'application générale, qu'elles foient aftreintes à des loix qui garantiffent l'empire que ces Sciences ont fur la paix & le bonheur des Sociétés humaines.

Je ne difcuterai point s'il a exifté une fcience théorique de la Médecine pratique, qui foit antérieure au fiecle d'Hippocrate, que je regarde comme le troifieme âge de la Médecine, & à quelle époque cette Science a été créée ; queftion fans doute très importante, mais fur laquelle on ne peut que préfenter quelques réflexions.

Si l'on confidere que la doctrine d'Hippocrate embraffe toutes les parties de l'art de guérir, la Chirurgie même, qu'elle eft infiniment fimple dans la partie du traitement des maladies, qu'elle ne s'étend point au delà de l'expérience; on jugera que cette Doctrine réunit le plus grand nombre des découvertes qui avoient été faites avant le fiecle d'Hippocrate; qu'elle na pû s'élever que fur les ruines des fyftêmes qui l'avoient précédée. Telle eft en effet la marche invariable de l'efprit humain, qu'il doit avoir été long-temps féduit par l'appareil & le luxe des fciences, avant d'admettre les notions fimples de l'obfervation, avant qu'il foit poffible de le rappeler à la vérité.

Hippocrate dit lui-même qu'il s'étoit inftruit par de fréquens voyages. Il avoit donc pu comparer dans le commerce des Savans les différentes opinions qui régnoient fur la Médecine pratique. Dans les Temples il avoit recueilli les obfervations de guérifons opérées, les formules de remedes qui y étoient confervées avec foin. Enfin, fa famille s'étant confacrée à la Médecine depuis Efculape qui en étoit le Chef, les principes de cette Science lui avoient été tranfmis par la tradition qui fans doute eft l'inftruction la plus fûre. Hippocrate n'eft donc pas le créateur de la fcience de la Médecine, elle exiftoit plufieurs fiecles avant lui; mais fes ouvrages étant les plus anciens qui foient parvenus jufqu'à nous, il en eft regardé comme le Pere, c'eft-à-dire, comme le premier Légiflateur de cet Art.

Une feconde confidération fe tire, de ce que les ouvrages d'Hippocrate n'ont point pénétré dans plufieurs contrées telles que la Chine, où l'on fait non-feulement que la Médecine eft cultivée avec le plus grand fuccès, mais encore qu'elle fe perd dans l'antiquité la plus reculée.

Quelle que foit la diverfité des opinions fur cette queftion, je ne remonterai point dans les recherches que je me propofe de faire au delà du fiecle d'Hippocrate.

Je regarde ce fiecle comme le troifieme âge, ou l'âge de maturité de la
Médecine pratique; c'eft-à-dire, comme
l'époque à laquelle l'art de guérir avoit
été dégagé de tous les fyftêmes par
Hippocrate lui-même, n'étoit fondé que
fur l'expérience, réuniffoit une théorie
affez exacte pour le guider, & dès-lors
avoit acquis le plus grand dégré de certitude auquel cet art puiffe s'élever.

*Je me propofe d'examiner quelle étoit
à cette époque du fiecle d'Hippocrate, la
Doctrine généralement admife fur la nature des Etres animés, fur le Principe du
mouvement & de la vie, fur les Périodes
de la vie humaine.*

Ces queftions embraffent la fcience de
l'homme, que la plupart des ouvrages
philofophiques n'ont obfervé que fous
quelques rapports, qu'Hippocrate envi-
fage dans fon exiftence entiere.

L'examen de ces queftions devient

d'autant plus important, que les Savans font occupés depuis quelque temps de la recherche du principe du mouvement & de la vie dans les êtres animés ; principe qui a paru à quelques-uns être un fluide généralement répandu dans l'Univers, & dont ils penfent qu'il eft poffible de diriger l'action fur les fonctions de l'économie animale. Quel a donc été le pouvoir de la Philofophie, fi dans l'efpace de quelques années, elle a pu reconnoître le fyftême de la nature entiere ; quel a été le progrès des lumieres, s'il ne refte aux Savans d'autre but de leurs travaux, que de foumettre à des expériences, l'agent qui donne le mouvement à toutes chofes ?

Je ne me fuis point diffimulé toutes les difficultés de cet examen qui exige une connoiffance très-réfléchie, non-feulement de la doctrine d'Hippocrate, mais encore des découvertes les plus importantes qui ont été faites depuis lui, fur la phyfique des êtres animés.

Combien il seroit à souhaiter qu'un Médecin qui auroit déjà fixé l'attention du public, entreprît de traiter dans toute son étendue un pareil sujet, qu'il essayât de rappeler la pratique de la Médecine à la doctrine d'Hippocrate, aux vérités de l'observation! quels services il rendroit à l'humanité dans ce siecle où toutes les méthodes de traitement naissent, s'élevent à la célébrité, se combattent les unes les autres, & retombent dans l'oubli; où les Médecins & les malades également égarés par l'esprit philosophique, ne savent, les uns quelle doctrine ils doivent admettre, les autres, à quels secours ils peuvent se livrer.

Hippocrate a rassemblé dans un même Code, la théorie simple qui doit guider la Médecine dans sa pratique, les regles de conduite, le régime, les loix de traitement qui doivent gouverner l'homme dans l'état de maladie. Soit que le malade succombe à ses destins, soit qu'il doive être rappelé à la vie , ces loix feront immuables : elles feront fimples, éternelles comme l'expérience qui les a dictées.

Qu'eſt-ce que la Nature des Etres animés? Quel eſt le Principe du mouvement & de la vie ?

Premier Problême de la Doctrine d'Hippocrate.

Tel eſt le premier objet des recherches d'Hippocrate , le plus important fans doute, celui auquel il eſt rappelé le plus fréquemment dans fes écrits.

» La nature des êtres animés, n'eſt fui-
» vant Hippocrate, que leur exiſtence
» même, qui fuppofe la réunion & le
» concours de toutes les conditions re-
» quifes pour que la vie foit active &
» durable.

» Elle fuffit feule à ces êtres , pour
» toutes chofes, & leur tient lieu de
» tout : elle fait d'elle - même tout ce
» qui leur eſt néceffaire, fans avoir be-
» foin qu'on le lui enfeigne, fans l'avoir
» appris de perfonne : elle attire ce qui
» convient à chaque efpece , le retient,

» le prépare ou le change, & rejette
» tout ce qui est nuisible ou superflu, en
» raison du penchant par lequel cha-
» que chose se joint à ce qui a du rapport
» avec elle, ou s'éloigne de ce qui lui
» est contraire, en raison de l'affinité qui
» regne entre toutes les parties du corps
» humain, & qui fait que le bien & le
» mal qu'elles éprouvent, réagit sur toutes
» selon la grande maxime que tout con-
» court, tout consent, tout conspire
» dans l'économie animale.

» Elle n'opere rien par elle-même,
» mais par le moyen des facultés qui
» lui sont subordonnées, & qui admi-
» nistrent tout : il y a, dit Hippocrate,
» une seule faculté, & il y en a plus
» d'une. Ce sont les facultés qui sont
» passer le sang, les esprits, la chaleur
» dans les parties.

» C'est la faculté qui nourrit, & qui
» donne l'accroissement & la vie à toutes
» choses. »

Tel est, d'après la doctrine d'Hippocrate,

crate, la définition des êtres animés, définition si sublime, qu'on peut dire que l'esprit humain ne sauroit la concevoir.

Hippocrate, ce premier Législateur de l'art de guérir, n'a-t-il donc été qu'un oracle ? *il y a, dit-il, une seule faculté, & il y en a plus d'une* ; quelle est cette énigme, à qu'elle époque, & quel Médecin se flattera de l'expliquer ?

Sans doute cette théorie sur la nature des êtres animés, qui est jettée en quelque sorte au hazard dans les écrits d'Hippocrate , & que je rassemble en quelques lignes ; cette théorie si abstraite, n'offre au premier aspect que des problêmes qu'il est impossible de résoudre : sans doute, les Médecins qui d'age en âge, ont annoncé dans leurs ouvrages, qu'il falloit consulter la Nature en toutes choses, étoient dans l'impuissance de la prendre pour guide. Cet enthousiasme de leur part, ce cri de ralliement de tous les hommes qui s'associoient à l'art de guérir, n'a été pendant une longue suite de siecles, que le sentiment de

vénération qu'infpiroit le nom d'Hippocrate, & qui s'étendoit jufqu'à fa Doctrine.

Mais fi l'on rapproche dans un même
tableau les connoiffances dont la phyfique s'eft enrichie par vingt fiecles de
recherches & de travaux, alors on juge
combien la doctrine d'Hippocrate, fur
la nature des êtres animés, fur le principe du mouvement & de la vie, eft
profonde, combien elle eft fimple; chaque
découverte devient un trait de lumiere
qui affoiblit par dégrés, qui diffipe enfin les nuages dont elle étoit environnée.

J'interroge fur la premiere partie de
cette définition, les Auteurs qui ont
traité de l'Anatomie raifonnée.

Winflow puifant dans Bartholin &
dans Riolan, toutes les connoiffances
qu'on avoit acquifes avant lui fur l'A-
natomie, & donnant lui-même les defcriptions les plus exactes des parties folides du corps humain, a dévelopé quelle
doit être leur fituation refpective, pour
que le mouvement puiffe être établi dans

la machine humaine, pour qu'il ne se suspende point. Boerhaave ne devant qu'à son génie le plus grand nombre des découvertes qu'il a faites sur la physique des êtres animés, a examiné quelle doit être la qualité des fluides, pour que chacun remplisse les fonctions auxquelles il est destiné ; quelle est cette tendance des humeurs à s'échapper vers la circonférence de leurs vaisseaux ; par quelle pouvoir la réaction des solides les contient ; quelles sont les loix d'après lesquelles le mouvement alternatif de systole & de diastole du cœur concourt à établir la vie par sa perpétuité, l'état de santé & de force par sa régularité, par son dévelopement.

Le Médecin qui a médité les ouvrages de Winslow & de Boerhaave, les seuls que je cite, doit donc savoir par les connoissances qu'il acquiert sur l'Anatomie raisonnée, ce que c'est que l'existence des êtres animés, quelles sont les conditions requises pour que la vie soit durable, pour qu'en même temps elle soit active.

Les expériences du Baron d'Haller sur l'irritabilité de la fibre, considérée comme principe de la sensibilité physique ; les observations anatomiques de Théophile de Bordeu, sur la structure des corps glanduleux, ont fait voir qu'il existe des sphincters nerveux à l'orifice des plus petits vaisseaux qu'ils sont susceptibles d'une érection spontanée par le contact de liqueurs analogues à celles qui y sont filtrées ; que ces sphincters éprouvent un état de contraction ou de spasme également spontané par l'abord de fluides qui leur sont étrangers. Ainsi dans l'état naturel la lymphe, la bile, la salive, & en général toutes les humeurs du corps humain ne sont admises que dans les organes qui sont destinés à la sécrétion de chacune de ces humeurs. D'après les expériences de chimie on sait que tous les fluides sont soumis à un mouvement intestin qu'on ne distingue point de celui de la fermentation dans les fluides qui sont hé-

térogenes; que fes effets font de les dé-
compofer, de former de leurs débris,
& par de nouvelles combinaifons, des
liqueurs qui n'exiftoient point auparavant;
que les fluides contractent des qualités
différentes, fuivant que le dégré de la
fermentation a été plus ou moins accéléré. Ainfi la bile, la lymphe, la falive,
& en général toutes les humeurs du corps
humain font le produit d'un mouvement
inteftin ou de fermentation qui ne fe fuf-
pend dans aucun inftant de la vie, mais
dont les effets peuvent varier, puifqu'il
eft certain par les obfervations de Médecine, que ces humeurs approchent
plus ou moins du caractere animal,
qu'elles font propres à remplir les fonctions qui leur font affignées, ou qu'elles
y portent le défordre, fuivant que le
mouvement de fermentation qu'elles fu-
biffent, eft plus ou moins régulier. D'a-
près ces découvertes on explique quel
eft le méchanifme des fécrétions qui fe
font dans le corps humain; comment
elles dépendent de l'organifation des êtres

animés, & font fubordonnées à la qualité primitive de leurs humeurs ; c'eft-à-dire, par quel pouvoir la Nature elle-même attire ce qui convient à chaque efpece, le retient, le prépare ou le change, & rejette ce qui eft nuifible ou fuperflu.

D'après la même théorie & les tables des rapports chimiques, on fait que tous les fluides font foumis dans le mouvement de fermentation qu'ils éprouvent, aux loix de l'attraction qui s'exerce en raifon directe de l'homogénéité de leurs furfaces & de leur péfanteur fpécifique, en raifon inverfe de leurs diftances. Ainfi les globules du fang, de la lymphe, de la bile, de la falive, & en général de toutes les humeurs du corps humain, tendent à fe réunir entr'eux par leurs furfaces homo-genes, à fe défunir de tous autres fluides. Tel eft le penchant par lequel chaque chofe fe joint dans l'économie animale, à ce qui a du rapport avec elle, & fe dégage de ce qui lui eft contraire.

Avant qu'on eut découvert les différens moyens de correfpondance, les loix de la fympathie qui exifte dans l'économie animale, il étoit impoffible d'expliquer quelle eft l'affinité qui regne entre les différentes parties du corps humain.

Servet & enfuite Hurvey ont démontré la circulation du fang & des humeurs par des expériences qu'on ne contefte plus.

Les effets du mercure introduit dans les pores afpirans de la peau, le microfcope, les obfervations de Sanctorius fur l'infenfible tranfpiration, ont fait voir que les êtres animés font perméables, qu'il n'y a aucun vifcere, dont les émanations continuelles ne fe répandent fur d'autres vifceres.

Théophile de Bordeu a dévelopé l'organifation jufqu'alors inconnue du corps muqueux, & a prouvé qu'il n'y a aucun organe, aucune fibre de chaque organe, qui ne foit réuni à un autre organe, à une autre fibre, par un tiffu réticulaire dont toutes les cellules communiquent entr'elles.

Willis dans fon traité du cerveau, Rega dans celui de la fympathie, Boer-haave dans fon traité particulier des nerfs, ont fait connoître tous les moyens de communication que les nerfs établif-fent entre les organes, & ont conftaté par des expériences curieufes quelle eft l'incroyable mobilité de la fibre ner-veufe.

Tel eft le dégré de lumiere que ces découvertes fi importantes répandent fur l'économie animale, que les Médecins en apperçoivent tous les mouvemens, même ceux qui établiffent la correfpon-dance la plus intime entre l'état phyfi-que & moral de l'homme.

Ainfi la fievre, fon dévelopement, la marche plus ou moins rapide des fymp-tômes qui l'accompagnent, ne font qu'un effet fimple & néceffaire qui dépend de ce que le mouvement de circulation des humeurs a été accéléré par quelque caufe que ce foit.

L'impreffion que les miafmes putrides, peftilentiels, méphitiques répandus dans l'atmofphere eft capable de produire, qui peut affecter en même temps un grand nombre d'individus, qui le plus fouvent eft le principe des maladies épidémiques, s'explique par la perméabilité des corps.

Les metaftafes fi fréquentes qui terminent fubitement la maladie d'un vifcere affecté, auxquelles fuccede fréquemment une maladie plus grave de quelque autre vifcere, n'ont befoin pour s'opérer, que de la communication qui exifte entre tous les organes par le moyen du tiffu cellulaire.

Le fyftême général de l'homme moral, le méchanifme des paffions, les ofcillations plus ou moins régulieres qui exiftent entre la penfée & les appétits phyfiques, la rapidité avec laquelle les fenfations de douleur ou de plaifir fe propagent d'un organe à un autre organe, & occupent fouvent toute l'économie animale, l'état de fpafme & de convulfion s'expliquent d'après les connoiffances de la ftructure du cerveau, de l'origine & de la diftribution des nerfs.

Les Médecins ont donc acquis dans ce fiecle les notions les plus précifes fur l'affinité qui regne entre toutes les parties du corps humain, & qui fait que le bien & le mal qu'elles éprouvent réagit fur toutes, felon la grande maxime que tout confent, tout concourt, tout confpire dans l'économie animale.

J'interroge tous les Auteurs de Médecine, ceux de Phyfique fur la derniere partie de la définition qu'Hippocrate donne des êtres animés. Aucun, fi l'on excepte l'école des Chimiftes, n'a expliqué jufqu'ici, » com- » ment la nature qui fuffit feule à ces êtres » pour toutes chofes, n'opere cependant » rien par elle-même ; comment il y a dans » l'économie animale une feule faculté, & » comment il y en a plus d'une ; quelle eft la » faculté qui donne la vie & l'accroiffement » à toutes chofes. » Les Chimiftes eux-mê- mes, tels que Paracelfe & Vanhelmont, s'enveloppent dans une fi grande obfcurité, qu'il n'eft pas moins difficile d'interpré- ter leur penfée que celle d'Hippocrate.

La découverte la plus importante qu'il fût possible de faire, seroit de reconnoître la faculté qui donne la vie & l'accroissement aux êtres animés. Combien ce sujet est étendu! il exige qu'on compare les différens systêmes de la physique de l'Univers, qu'on dévelope le jeu des ressorts de l'économie animale, qu'on examine quelle est l'influence de la pensée, des affections de l'ame sur l'ordre plus ou moins régulier des fonctions. Je n'entreprendrai pas d'envisager dans tous ses rapports une pareille question, qui embrasse toutes les connoissances relatives à la science de l'homme. Mon objet est d'exposer les systêmes qui ont regné depuis le siecle d'Hippocrate, & dont l'effet a été d'obscurcir sa doctrine. Je réduirai ensuite cette question à quelques problêmes.

Tous les événemens de la Médecine pratique que l'on appele autrement la Médecine clinique, ses progrès plus ou moins rapides, l'esprit de conjecture qui y a regné dans tous les temps, l'état de barbarie & d'incertitude où elle eſt replongée dans ce ſiecle, toutes les révolutions en un mot auxquelles cette ſcience a été expoſée, ont dépendu de ce qu'on n'a pu ſoumettre juſqu'ici à aucune expérience, le principe du mouvement & de la vie dans les êtres animés.

Les Philoſophes & les Médecins n'ayant d'autre guide dans leurs recherches que le raiſonnement qui a dû les égarer, que l'obſervation dont il eſt le plus ſouvent difficile de ſuivre les traces, ſe ſont partagés en trois ſectes.

Doit-on croire d'après la doctrine de Boerhaave, que le cœur eſt le point qui jouit le premier du mouvement & le tranſmet à toutes les parties du corps humain; que l'état de ſanté & de force conſiſte dans l'équilibre, c'eſt-à-dire, dans la régularité des oſcillations qui s'établiſſent entre l'action du cœur & la réaction des vaiſſeaux; que la vie naît dans le cœur & s'y éteint? Cette doctrine eſt celle que la plupart des facultés de Médecine de l'Europe ont admiſe. L'homme dans ce ſyſtême n'eſt conſideré que comme un être purement phyſique, comme une machine qui eſt compoſée de leviers, de reſſorts, de poulies, & dans laquelle toutes les fonctions obéiſſent aux loix de la méchanique.

Doit-on ſuppoſer d'après la doctrine d'Hippocrate, que le cerveau a dû recevoir le mouvement, avant qu'il parvienne au cœur ; que la penſée, les affections de l'âme ſont le reſſort de la vie ; qu'il ne ſe fait dans l'économie animale aucun mouvement que par un acte de la volonté ; que l'état de ſanté & de force conſiſte dans l'équilibre, c'eſt-à-dire dans la régularité des oſcillations qui s'établiſſent entre l'action du cerveau & la réaction du cœur ; que la vie naît & s'éteint dans le cerveau ? Cette doctrine qui eſt celle de quelques facultés de Médecine de l'Europe, & qui ſe trouve développée dans la Noſologie de Sauvages, ouvrage qu'on ne peut citer qu'avec les plus grands

2e. SECTE.
Doctrine d'Hippocrate.

éloges, a été fuivie par des Médecins d'une très-grande réputation. L'homme dans ce fyftême, jouit de toute la dignité de fon être. Les ofcillations qui exiftent entre la penfée ou les affections de l'âme, & l'état phyfique ou les fonctions de l'économie animale, conftituent la vie elle-même, qui s'accroît, s'étend ou s'affoiblit fuivant que ces ofcillations font plus ou moins régulieres.

{ 3e. SECTE.
Doctrine des Philofophes. }
Doit-on croire d'après la doctrine du plus grand nombre des philofophes anciens, & de quelques chimiftes, qu'au moment où l'organifation eft formée dans l'embryon, le cerveau ne fe donne point le mouvemenr à lui-même; qu'il ne peut le recevoir que d'un agent qui eft généralement répandu; que l'état de fanté & de force confifte dans l'équilibre, c'eft-à-dire, dans la régularité des ofcillations qui s'établiffent entre cet agent & le fyftême entier de l'économie animale; que la vie naît & s'éteint au fein de l'univers? Cette doctrine a été la bafe de la plupart des cultes religieux qui ont gouverné les

nations. L'homme dans ce fyftême ne pourroit être confidéré que comme un atôme dans l'immenfité des chofes créées, comme un être dont la forme difparoît, lorfqu'il ceffe d'avoir un mouvement qui lui foit propre. Plus puiffant par fa conftitution que tous les autres animaux, il feroit le plus foible par l'éducation qui l'auroit civilifé. Ce feroit un être paffif qui n'auroit la liberté ni de penfer ni de fe mouvoir par lui-même, dont toutes les actions feroient fubordonnées à fon organifation, à fon inftinct, qui feroit entraîné dans le même tourbillon que tous les autres êtres animés, & obéiroit enfin aux loix générales de la nature.

Tous les fyftêmes que l'on reproche à la Médecine d'avoir créés fur l'exiftence de l'homme, fur les méthodes de traitement qui doivent le gouverner dans l'état de maladie, fe rapportent à l'un de ceux que je viens d'expofer : ils ont été connus des philofophes les plus anciens : ils ont divifé dans tous les fiecles les favants, fans qu'il ait été poffible de faire prévaloir l'un de ces fystêmes fur l'autre. L'Anatomie dans les defcriptions qu'elle donne du corps humain, ne s'éleve point jufqu'à ces queftions fublimes, elle ne parle qu'aux fens. Lorfque la Phyfiologie explique les ufages de chaque partie, qu'elle en développe les fonctions, elle ne parle qu'à l'imagination qu'elle féduit plutôt qu'elle ne cherche à l'éclairer.

Cependant des fystêmes fi oppofés ont dû former des fectes & fe combattre, livrer la Médecine à une théorie dans laquelle aucune vérité n'étoit généralement admife, & environner l'expérience de nuages impénétrables.

La découverte du principe du mouvement & de la vie feroit donc pour le progrès de la Médecine pratique, ce qu'a été la découverte de la bouffole pour le progrès de la navigation. Combien de fois a-t-on vu le pilote guidé par l'aimant conducteur, eftimer avec précifion la diftance où il fe trouvoit des écueils, & conferver dans la tempête une âme inébranlable. Telle feroit

la

la fermeté du Médecin dans les orages
des maladies les plus aiguës, s'il favoit par
quelles loix la nature établit & perpétue
le mouvement, ou plutôt par quelles
loix la nature eft elle-même le mouvement & la vie des êtres animés. Combien l'action des fubftances qu'il emploie
comme remede lui paroîtroit fimple !
avec quelle certitude il eftimeroit les
degrés de la vie dans ces momens de
crife où il eft également dangereux de
fufpendre & de prodiguer des fecours
aux malades ! quelle feroit la confiance
du Médecin dans le traitement des maladies les plus graves ; quelle feroit la
fupériorité de fon art dans un nombre
infini de cas, où il obferve la marche de
la maladie, plutôt qu'il n'ofe la combattre !

L'intérêt le plus puiffant, celui de l'humanité, invite les Médecins célebres qui
ont annoncé depuis quelque tems la découverte du principe du mouvement &
de la vie, à rendre publique la théorie
& la fuite des obfervations fur lefquelles
cette découverte eft fondée.

C

Je ne fçais s'il eft permis de fe livrer à cet efpoir. Cette théorie qu'Hippocrate renferme dans la définition qu'il donne des êtres animés, qui a exercé le génie des plus fçavans Médecins, embraffe toutes les connoiffances qui appartiennent à l'art de guérir. Je la réduis aux problêmes fuivans dont il s'agiroit de donner la folution, foit par des démonftrations géométriques, foit par des expériences qu'on ne contefteroit pas.

Premier
PROBLÊME.
Exifte-t-il un fluide univerfel qui donne le mouvement à toutes chofes ?

» Exifte-t-il un fluide univerfel, un » agent qui donne le mouvement à toutes » chofes, tel que la matiere fubtile fui- » vant le fyftême de Defcartes? Ce fluide » eft-il généralement répandu, pénétre- » t-il tous les corps, fe réfléchit-il à la » furface de ceux qui font le plus com- » pactes ? Eft-il l'efprit confervateur de » l'univers ? «

La plupart des Philofophes anciens ont admis l'exiftence d'un fluide univerfel. C'eft, fuivant l'expreffion d'Hippocrate, la faculté qui donne le mouvement à toutes choses. » Tout est plein de cet esprit, a dit Virgile. « Ce que vous voyez, a dit Lucrece, ce qui nous donne le mouvement, n'est que cet esprit conservateur. «

Les Physiciens n'expliqueroient point sans l'existence de ce fluide tous les phénomenes qu'offre le spectacle de la Nature. Revoque-t-on en doute l'ordre immuable des saisons, quoique le principe d'action qui en rappele les périodes constans, qui fait succéder le printemps aux rigueurs de l'hyver, qui rend aux fleurs les couleurs brillantes dont elles se parent, aux arbres leur verdure, à la Nature entiere sa fécondité, ne puisse être soumis à aucune observation ?

Lorsque l'esprit qui anime l'univers s'éloigne d'un des hémispheres du globe que nous habitons, les ténebres dont il va être environné, annoncent la révolution qui doit s'y faire dans tous les corps. Le mouvement général s'affoiblit, l'équilibre tend de toutes parts à se rom-

pre , le feu central s'exhale , & trans-
forme en rofée les fucs des végétaux ,
la Nature dans cet hémifphere a ceffé de
veiller : elle éprouve un commencement
de deftruction qui n'eft qu'un fommeil
de quelques inftans, qu'un état de repos,
qui deviendroit la deftruction de tous
les êtres, fi le même efprit ne leur ren-
doit avec la lumiere , le principe d'action qui s'étoit éloigné d'eux.

Quel eft cet empire du temps qui dé-
truit tout , auquel ne réfiftent point ces
maffes énormes de rochers, qui pénetre
dans les abymes de la terre & y calcine
les mines de diamant , finon l'influence
d'un agent univerfel auquel tout eft
foumis ?

Les Médecins n'auroient point de notions exactes fur le méchanifme des fenfations , fi ce fluide n'exiftoit pas. Il leur
feroit impoffible d'expliquer comment fe
fait la vifion , pourquoi le tact qui eft le
fens général , fait naître des idées différentes fuivant l'organe fur lequel les objets extérieurs viennent fe réfléchir ,

quelle eſt cette impreſſion vive & rapide, cette ſenſation de feu qu'éprouvent les aveugles de naiſſance, lorſque par l'extraction de la cataracte ils jouiſſent tout-à-coup de la faculté de voir. Si dans l'état naturel ce fluide ne ſe manifeſte par aucun moyen ſur les organes des ſens, c'eſt que les hommes les plus exercés à reconnoître leurs propres ſenſations, n'en reçoivent en effet aucune impreſſion, parce qu'ils ont contracté l'habitude de vivre dans cet élément.

Je crois qu'il eſt permis d'indiquer ſur ces queſtions un ouvrage qui a pour titre, *du Fluide électrique conſidéré comme agent général de la Nature*, dont le Comte de Treſſan ſi avantageuſement connu parmi les ſçavans de ſon ſiecle, eſt auteur, & qui ne pourroit qu'ajouter un nouveau luſtre à ſa réputation, ſi cet ouvrage que ſa famille conſerve, étoit imprimé. On y trouveroit le plus grand nombre des expériences dont le public s'occupe depuis quelques années, telles que l'électricité appliquée au traitement des maladies ; expériences qui avoient été faites il y a plus de trente années avec moins de précision sans doute, mais qui n'avoient opéré aucune guérison réelle & constante. Je citerois également & avec le même éloge un ouvrage connu de tous le Médecins, dont M. Barthés, ancien chancelier de l'université de Montpellier est auteur, & qui a pour titre « *de la Science de l'homme.* » L'un & l'autre pourroient réclamer la découverte d'un fluide universel dans lequel tous les corps font plongés ; mais pourquoi s'approprieroient-ils une doctrine qui est celle de l'école de Sthaal, & que cette école elle-même a puisée dans l'ouvrage de Lucrece sur la nature des choses, ouvrage que l'on doit regarder comme le meilleur traité qui existe sur la physique de l'univers.

Quel Médecin s'élevera à une réputation assez transcendante, pour rappeler les favans à des opinions qu'ils ont jugé n'avoir aucune réalité ?

» Les êtres animés, ceux qui sem-
» blent se mouvoir par leurs propres
» forces, les êtres qui jouissent de la
» vie, sont-ils plongés dans l'océan de
» ce fluide universel? Les pénetre-t-
» il de toutes parts? Se combine-t-il
» avec les humeurs naturelles, comme
» on fait par les expériences de chimie,
» que le phlogistique est combiné dans
» tous les corps, qu'il ne peut s'en dé-
» gager qu'en opérant leur destruction
» avec la plus grande rapidité? Est-ce
» à ce fluide que le sang doit sa couleur,
» la lymphe la propriété qu'elle a de
» nourrir, la bile ses qualités savoneu-
» ses, toutes les humeurs le caractere
» animal? «

Tous les auteurs anciens, sur-tout ceux
de l'école des chimistes, qui ont écrit
sur la physique des êtres animés, Hippocrate lui-même reconnoissent l'existence
d'un fluide qui entre comme principe dans
la mixtion des humeurs, & leur donne
le caractere animal. » Le sang, suivant
ces auteurs, se forme dans les poumons

Deuxieme
PROBLÈME.

Démontre-
t-on l'action
d'un fluide
universel
sur les êtres
animés ?

& y contracte la couleur rouge par le mêlange du chile qui y aborde, & du nitre répandu dans l'atmofphere qui s'y combine. « Le fang, fuivant les mêmes auteurs, fe décompofe dans un grand nombre de maladies, fur-tout chez les fcorbutiques, lorfque le principe de la vie s'eft affoibli.

Toutes ces affertions ont été abandonnées, lorfque la doctrine de Boerhaave s'eft répandue. Aucune autorité n'eft capable de rappeler la fcience de la Médecine à une théorie fi abftraite & qui exige les connoiffances les plus étendues.

Troifieme PROBLÉME.

Ce fluide eft-il le principe du mouvement dans les êtres animés ?

» Ce fluide eft-il le principe du mouvement dans les êtres animés ? La vie eft-elle d'autant plus active, la force mufculaire d'autant plus grande, toutes les fonctions d'autant plus réguliérement établies, que ces êtres font capables par leur organifation d'en retenir une plus grande quantité pour leurs ufages ? «

Telle eft l'opinion d'un très-grand nombre de physiologistes. Tous ceux qui nient l'existence des esprits animaux, d'un fluide nerveux & vital, qui ne pensent point qu'aucun esprit qui seroit une secrétion des humeurs naturelles, puisse devenir le principe de la vie ; qui jugent au contraire que le fluide nerveux, si subtil qu'on le suppose, ne se donnant point le mouvement à lui-même, a besoin qu'il lui soit communiqué, sont forcés d'admettre un fluide universel qui existe au delà des êtres animés, puisque sans ce principe d'action ils seroient livrés à un état d'inertie.

Ce seroit un champ très-vaste d'observations, que de considérer l'homme, rassemblant en lui-même par l'impulsion que ce fluide lui donne, tout ce que le spectacle de la Nature entiere offre de plus imposant.

Le cœur que les anciens regardoient comme un soleil qui est suspendu au centre de la machine humaine, est en effet le foyer où s'allume le feu qui doit y entretenir la chaleur, & qui se diſtribuant aux différens organes par une infinité de rayons, leur donne le mouvement, & porte la vie dans toutes les fonctions.

Les Étoiles ne réfléchiſſent pas une lumiere plus pure, ſuivant l’expreſſion même des anciens, que l’œil de l’homme dont la penſée eſt généreuſe, & qui eſt agité par une grande paſſion.

La végétation des poils, la maniere dont ils ſe nourriſſent, & qui les a fait regarder comme des plantes ; la formation de minéraux dans les grandes cavités, tels que les pierres qu’on trouve dans la veſſie urinaire, dans la véſicule du fiel ; la génération d’inſectes de différentes eſpeces, & ſur-tout des vers qu’on rencontre fréquemment dans l’eſtomac & les inteſtins, dans les ſinus des os du crâne, ont fait ſuppoſer que la machine humaine réunit toutes les productions du globe que nous habitons.

L’exploſion des Volcans qui s’annonce par les ſecouſſes que ce Globe éprouve, n'y porte pas plus de défordre, que l'effervefcence des paffions n'en occafionne dans l'économie animale, lorfqu'elles font accompagnées de convulfions.

Auffi les anciens ont-ils dit que l'homme eft un petit monde; c'eft la définition qu'ils en donnent.

Un fpectacle également digne de fixer l'attention du Médecin obfervateur, eft celui de l'homme, fuivant dans le cours entier de fa vie, la marche de la Nature elle-même. Quelle eft cette alternative d'action & de repos qui fe fuccede dans l'efpace de vingt-quatre heures? Quelle eft cette difficulté plus grande de fe mouvoir, lorfque l'homme eft environné des ténebres, cet état d'inertie qui le conduit au fommeil? Quel eft ce fentiment de terreur, ce défordre dans les idées dont il ne peut fe défendre au milieu d'une nuit obfcure, finon le témoignage qu'il fe rend de l'impuiffance où il eft d'exifter par lui-même? Le principe qui l'animoit, s'eft affoibli; il va fuccomber à cet état, pendant quel-

ques inſtans. L'homme ſommeille au milieu de tous les corps de la Nature ; ils ſont
livrés au même état de repos, le ſommeil
à l'égard de tous eſt également une ſorte
de deſtruction qu'ils éprouvent. L'homme
ſe réveille avec eux ; il s'aſſocie au mouvement que le même principe leur donne.

Si l'on obſerve les différentes époques
de la vie humaine, on y reconnoît
encore l'empire d'une loi générale à laquelle tous les êtres ſont également ſoumis.
Le développement des végétaux au printemps n'eſt pas plus rapide que l'accroiſſement de l'enfance. Le feu des paſſions
dans l'adoleſcence, à l'âge de la force,
eſt dévorant comme les feux de l'été.
L'automne ne donne pas ſes fruits avec
plus d'abondance, que l'âge de maturité chez l'homme qui a exercé ſon génie.
Le froid de l'hyver, ſa ſtérilité eſt l'image
des glaces de la vieilleſſe, de l'impuiſ-
ſance où eſt cet âge de rien produire.

Je vois également dans l'état de maladie l'homme éprouver toutes les viciſ-
ſitudes auxquelles eſt ſoumis le principe

qui l'anime. Pourquoi les redoublemens des maladies très-aiguës s'annoncent-ils au déclin du jour ? Pourquoi dans les mêmes maladies est-ce aux premiers rayons du jour que les crises ont lieu le plus fréquemment, ou que les malades succombent suivant l'énergie plus ou moins grande de leur tempérament ? Pourquoi les pthisiques périssent-ils au printemps, lorsque la Nature se ranime, ou à l'automne, lorsqu'elle s'affoiblit ? Dans tous ces cas est-il possible de ne pas voir que les êtres animés sont environnés de toutes parts d'un fluide dont l'action s'exerce sur leur organisation ?

Si ce grand spectacle de l'homme puisant au sein de la Nature la faculté de vivre, le pouvoir d'exister, ne démontre pas un principe universel qui l'anime, du moins il le manifeste.

» Doit-on croire que le cerveau est un » vaste labyrinthe, que le fluide universel » circule dans ses anfractuosités, s'y re-» fléchit, excite sur les fibres de cet or-

Quatrieme
PROBLÈME.

Existe-t-il
une action
particuliere
de ce fluide
sur le cer-
veau?

» gane des vibrations multipliées à l'in-
» fini, & fait naître les idées par le
» même méchanisme qu'une main lé-
» gere qui parcourt les touches d'un
» clavecin, produit l'ébranlement des
» cordes de cet instrument & les sons?
» Les nerfs ne sont-ils que des conduc-
» teurs au moyen desquels ce fluide se
» distribue à toutes les parties du corps
» humain par des oscillations plus ou
» moins régulieres? «

Le célebre Astruc a développé ce
système avec une très-grande sagacité ;
mais quoiqu'il ne l'admette que comme
un système ingénieux, cependant il observe que c'est le seul d'après lequel on
explique comment il est possible d'acquérir quelque empire sur la pensée de
l'homme, de faire naître en lui des idées
qu'il n'avoit pas, de diriger sa volonté.
En effet, suivant cet auteur, l'échange
qui se fait entre deux personnes, d'opinions analogues les unes aux autres, la
sympathie des ames, la correspondance
de sensations qui soient semblables, ne

font que l'effet de vibrations dans les fibres du cerveau, qui fe font dans le même temps & au même dégré; c'est-à-dire, de vibrations qui font ifochrones & fe mettent à l'uniffon entr'elles. D'après ce fyftême, le Philofophe verroit en quelque forte les idées naître par l'ébranlement que produiroient fur les fibres du cerveau les objets extérieurs dont il feroit affecté, comme on entend les fons fe former fur un inftrument à corde par la main qui le touche. C'eft Aftruc lui-même qui donne cette explication du fyftême qu'il propofe.

» Exifte-t-il quelque moyen extérieur » purement méchanique, tel que le tou-» cher ou le fon, de diriger le fluide » univerfel? Peut-on par une méthode » connue rectifier fes aberrations dans la » machine humaine? Eft-il poffible de lui » donner une direction affez fûre, affez » conftante pour rétablir des ofcillations » régulieres entre les principaux refforts » du mouvement dans les cas de ma-» ladies graves, lorfque le défordre eft

Cinquieme PROBLÈME.

Eft-il poffible de diriger le fluide univerfel?

» devenu général dans les fonctions?
» Quelles font les loix de cette méthode
» qui feroit le magnétifme animal? «

Je n'entreprendrai point de traiter cette queftion. Elle appartient à la pratique de la Doctrine d'Hippocrate. Je me contenterai de faire quelques obfervations.

Cette méthode de traiter les maladies, quelque dénomination qu'on lui donne, n'eft pas une découverte. Elle eft décrite par les auteurs les plus anciens, fur-tout par ceux de l'École des Chimiftes du quinzieme fiecle. On en retrouve des traces dans les campagnes : elle eft en ufage chez tous les peuples qui ne font pas civilifés.

Les auteurs qui ont employé cette méthode, n'ont point cru qu'elle pût difpenfer de remedes adminiftrés avec fageffe.

Si cette queftion étoit traitée dans les Facultés de Médecine, le feul moyen qu'on croiroit conftater, je ne dis pas la fupériorité de cette mérhode de traitement fur celles qui font en ufage, fupériorité qui n'exifte pas, mais fon efficacité,

cacité, ce feroit de recueillir les obfervations qui s'appliqueroient aux Maladies
des yeux. On n'éleve aucune difficulté
fur l'exiftence d'un fluide univerfel, lorfqu'il s'agit d'expliquer le méchanifme de
la vifion. Les loix de la réfraction qu'il
éprouve dans les humeurs du globe de
l'œil font connues ; on fait que ce fluide
qui fe réfléchit à la furface des corps,
tranfmet jufqu'à l'ame leur forme & leur
image par l'impreffion qu'il produit fur
la rétine, par l'ébranlement qu'il occafionne fur les fibres du cerveau. Si ce
fluide peut être dirigé par quelque moyen
que ce foit, & devenir un inftrument
de curation, c'eft fur-tout dans le globe
de l'œil dont toutes les parties font or-
ganifées pour lui donner un libre accès,
qu'il doit produire des effets fenfibles.
La théorie de cet art de guérir, qui ne feroit que l'application des loix de l'optique,
étant connue, il devroit être auffi facile de
rendre la vue à un aveugle dans un très-
grand nombre de cas, qu'il l'eft de traiter toute autre maladie par les méthodes générales.   D

Voilà la seule expérience qu'on ne contesteroit pas.

Tous ces problêmes n'avoient eu jusqu'ici, n'auroient dû avoir dans tous les temps d'autre destination, que d'exercer les Médecins, que d'occuper le loisir des Philosophes. Cependant s'il étoit démontré qu'un fluide généralement répandu est le principe du mouvement dans les êtres animés, qu'il existe au-delà de ces êtres, la définition qu'Hippocrate en donne, cette définition si abstraite se trouveroit expliquée de nos jours dans toutes ses parties, au jugement des Physiciens assez instruits pour suivre l'enchaînement de ces problêmes.

» La Nature des êtres animés, eût dit
» Hippocrate d'après les découvertes dont
» j'ai rendu compte, ne peut point être
» distinguée de leur existence même.
» Lorsqu'on connoît la situation respective
» des parties solides du corps humain,
» les qualités que doivent avoir les fluides
» qui sont contenus dans les vaisseaux,
» les loix du mouvement par lesquelles
» la réaction constante & alternative des

» folides fur les fluides entretient un
» ordre régulier des fonctions, on fait
» ce que c'eft que la vie, quelle doit
» être l'organifation des être animés pour
» que la vie foit durable & active.

» Le principe du mouvement ou la
» Nature fuffit feule à l'exiftence de ces
» êtres, & leur tient lieu de tout. C'eft
» par lui-même, fans avoir befoin de
» faire l'effai de fon pouvoir, c'eft par
» fes propres forces qu'il met en jeu
» leur organifation, qu'il renouvelle
» dans tous les inftans l'action des dif-
» férens refforts qui les compofent. Le
» cerveau devient l'organe de la penfée,
» le cœur celui de la circulation de toutes
» les humeurs, fans l'avoir appris de
» perfonne. L'eftomac n'a pas befoin qu'on
» l'inftruife à digérer, le bras à fe mou-
» voir. Moins les êtres animés ont été
» affoiblis par l'éducation qu'ils reçoivent,
» & plus ils confervent leur force &
» leur caractere primitifs.

» Le mouvement ou l'action qui eft
» propre à chaque organe ne peut exifter,

» fans que les être animés retiennent par
» leur propre force, préparent & chan-
» gent ce qui convient à leur conferva-
» tion, fans qu'ils rejettent ce qui eft
» nuifible ou fuperflu, chacun fuivant
» fon efpece ; c'eft-à-dire, fuivant la dif-
» férente organifation qui diftingue les
» êtres animés les uns des autres ; ce
» qui dépend 1º. de la loi générale de
» l'attraction qui s'exerce dans les corps
» folides en raifon directe de leur maffe ;
» dans les fluides en raifon directe de
» l'homogénéité de leurs furfaces & de
» leur péfanteur refpective, attraction
» d'après laquelle chaque humeur, telle
» que les globules du fang, de la bile,
» de la lymphe, de la falive tendent à
» fe joindre aux globules qui ont du
» rapport avec eux, à fe défunir des
» globules qui leur font contraires. 2º.
» Ce qui dépend également de la fym-
» pathie qui eft une loi propre des êtres
» animés ; c'eft-à-dire, de la correfpon-
» dance qui eft établie entre le cerveau
» & les différents organes par le moyen

» des nerfs ; de la communication ref-
» pective qui a lieu de ces organes les
» uns à l'égard des autres par le moyen
» du tiffu cellulaire ; fympathie qui fait
» que le bien ou le mal qu'éprouvent
» les différentes parties du corps hu-
» main, réagit fur toutes felon la grande
» maxime que tout concourt, tout confent,
» tout confpire dans l'économie animale.

» Le principe du mouvement n'opere
» rien immédiatement par lui - même,
» mais par le moyen des facultés qui
» adminiftrent tout.

» Il y a dans l'économie animale un
» feul organe de la vie duquel dépend
» toute efpece de mouvement, qui eft
» l'action du cerveau ; une feule faculté
» de laquelle dépend le fyftême géné-
» ral des affections de l'ame, qui eft la
» volonté, & il y a en même - temps
» plus d'un organe de la vie qui con-
» court à entretenir le mouvement, puif-
» que l'action du cerveau cefferoit fans
» la réaction du cœur, fans le concours de
» la refpiration. Il y a en même-temps plus

» d'une faculté qui fait naître les affec-
» tions de l'ame, puifque la volonté
» n'eſt miſe en activité que par la réac-
» tion des appétits phyſiques, & qu'elle
» ne ſe manifeſte que par les paſſions.

» C'eſt le principe du mouvement ou la
» Nature qui nourrit & qui donne l'accroiſ-
» ſement à toutes choſes.

» C'eſt l'action du cerveau, du cœur,
» des poumons qui fait paſſer les eſprits,
» le ſang, la chaleur dans les parties.

» C'eſt par la diſtribution des nerfs qui
» font l'organe ſympathique, par l'em-
» pire de la volonté, par l'influence des
» paſſions que tout eſt adminiſtré. «

Cette définition donneroit ſans doute
la théorie la plus exacte de l'exiſtence des
êtres animés, & en particulier de l'homme.

D'après cette théorie devroit-on ſe
flatter que la Nature n'auroit plus de voile,
qu'elle ſe montreroit telle qu'elle eſt,
qu'elle indiqueroit à chaque homme ſes
beſoins, & lui ſuffiroit pour toutes
choſes? Devroit-on croire que tous les
mouvemens de l'économie animale, que

les affections morales auxquelles ces mouvemens correspondent, seroient apperçus; qu'il y auroit, suivant que l'annonce Sauvages dans sa Nosologie, une géométrie du sentiment & des passions dans les êtres animés, comme il y a une géométrie de la gravité & du mouvement dans les corps solides? Je ne crains point d'affurer que cet espoir seroit vain & illusoire. Sans doute la Nature seroit dévoilée pour le Philosophe; mais les mêmes nuages seront répandus sur les sciences; la même obscurité environnera la Médecine pratique dans tous les temps à l'égard des autres hommes. Avant de reconnoître la vérité, chaque génération aura dû parcourir la chaîne des erreurs que la génération précédente aura laissées à sa suite : elle aura dû franchir un cercle de préjugés devenus d'âge en âge plus tyranniques. Je le répete : c'est par une observation lente & difficile, qu'il est possible de reconnoître ce que la Nature opere, ce qu'elle est.

D 4

Deuxieme Problême de la Doctrine d'Hippocrate.

Un second Probléme que présente la Doctrine d'Hippocrate, qui n'appartient qu'à cette Doctrine seule, regarde les Périodes de la vie humaine.

Hippocrate considere la vie comme un cercle qu'il divise en plusieurs degrés ; c'est-à-dire en différentes époques dont l'intervalle est de sept années, & qu'il appelle les années climmatériques ; époques auxquelles le tempéramment de l'homme change, ainsi que ses opinions, & qui s'annoncent par des besoins nouveaux, par une maniere de sentir & de penser qui distingue chaque époque. Il fixe à 33 ans la grande année climmatérique.

Cette théorie doit-elle être admise ? Est-elle fondée sur la nature des êtres animés ?

La solution de ce problême présente des difficultés d'autant plus grandes, qu'elle ne peut avoir d'autre base que l'observation. C'est en quelque sorte l'histoire de la vie humaine qu'il s'agit de parcourir.

Je vais examiner quelle est la mobilité des opinions de l'homme suivant les périodes de la vie ; quel est l'empire des préjugés ou des passions qui le gouvernent dans chaque âge ; par quels rapports du tempéramment, ainsi que des affections morales, les différens âges se correspondent, l'enfance touche en quelque sorte à la vieillesse.

J'essayerai de reconnoître si l'homme social est circonscrit, ainsi que l'assurent les Philosophes, dans un cercle d'opinions qui se combattent sans cesse, n'ayant pas le pouvoir de se concilier avec lui-même, destiné à combattre dans l'âge de maturité tout ce qui l'avoit séduit dans la jeunesse.

Je ferai voir d'après l'expérience de la Médecine, que les maladies, sous quelque dénomination qu'on les désigne, ne sont le plus souvent qu'un état naturel ; que l'accélération du mouvement ou la fievre, est une fonction si essentielle à la conservation de la machine humaine, qu'il n'existe pas de moyen plus sûr de réparer les défordres qui y naiffent ; qu'enfin on ne doit envifager les maladies dans le plus grand nombre de cas, que comme les fymptômes des changemens qui s'opérent dans le tempéramment à des intervalles plus ou moins éloignés.

La doctrine d'Hippocrate a laiffé fur ces différentes queftions quelques traces de la vérité ; mais ces queftions elles-mêmes n'ont point été approfondies jufqu'ici.

Oferai-je fixer mes regards fur l'efpace de la vie ? Importe-t-il au bonheur de l'homme de voir avec quelle rapidité & au milieu de quels dangers il parcourt les différens degrés de ce cercle ? Combien ce tableau eft digne de fixer l'attention du Médecin obfervateur ! quel contrafte il offre de force & de foibleffe, de grandeur d'âme & de pufillanimité ! A quelles viciffitudes l'exiftence de l'homme eft expofée !

Je vois l'enfant qui vient de naître,

annoncer par son agitation, par ses cris la révolution qui se fait en lui.

En effet il passe d'un fluide d'une température égale, qui lui fournissoit un aliment doux, des liqueurs de l'Amnios au milieu desquelles il étoit plongé, dans l'air dont il va être environné, & qui doit être par la suite une des causes les plus constantes de sa destruction : les organes de la respiration commencent à remplir une des fonctions les plus importantes, & qui leur étoit inconnue jusqu'alors : la circulation du sang va se frayer des routes nouvelles. Cet enfant avoit joui de la vie par les bienfaits de sa mere qui la partageoit avec lui, sans aucun effort de sa part, dans une entiere inaction, je dirois presque, suivant l'expression de Lucrece, comme les Dieux jouissent de l'immortalité. Maintenant il ne vit que par ses propres forces, & lui-même doit pourvoir à sa subsistance par le travail de la digestion. Les organes des sens sont frappés par les objets extérieurs. Combien cet état est violent !

L'air, la lumiere elle-même ne font à fon égard que des corps folides, dont le choc lui eft pénible, jufqu'à ce qu'il ait contracté l'habitude d'exifter au milieu de ces élémens. L'organifation étant formée dans toutes fes parties, les facultés intellectuelles jouiffent de toute leur action, mais la penfée ne peut fe manifefter par aucun figne. Chaque perception s'efface par la perception qui lui fuccede; ce n'eft que par un apprentiffage difficile, par l'effet de fenfations multipliées à l'infini, que naîtront les premieres idées, que la mémoire s'étend, que le jugement doit fe former. Au milieu de fi grands obftacles auxquels cet enfant eft expofé, dans les intervalles de la douleur, le fourire échappe de fes levres, & décele le fentiment qu'il acquiert de fon exiftence. Voilà l'inftant où l'on peut juger que fon tempéramment ayant échappé aux premiers dangers, eft en état de foutenir les chances qui lui reftent à courir.

Quelle étonnante révolution! par quel

pouvoir un être si foible y résistera-t-il ? Aussi les Médecins observent-ils que les efforts de la Nature à cette premiere époque de la vie humaine, s'annoncent fréquemment par les convulsions, & que c'est dans la premiere année que le plus grand nombre des enfants périt.

Une époque dont les nuances s'aperçoivent à peine, est celle où les facultés intellectuelles commencent à prendre leur essor ; ce qui arrive vers l'âge de 7 ans. L'accroissement n'est plus aussi rapide que dans les premieres années ; la nutrition se répartit avec moins d'effort sur les différentes parties ; ce sont sur-tout les visceres qui vont se fortifier ; les pulsations du cœur & des arteres sont moins fréquentes, elles deviennent plus amples ; l'esprit acquiert ses dimensions ; la mémoire s'associe à l'imagination ; on apperçoit quelques étincelles de génie & les premiers essais du jugement. Les Médecins observent que les enfants chez lesquels le développement des facultés in-

telleĉuelles a été trop rapide , dévien-
nent fujets aux maladies chroniques de
la peau , ainſi qu'à celles qui attaquent
les organes des fens, fur-tout les yeux
& les oreilles ; maladies qui dépendent
le plus fouvent de ce que la penfée
réagit avec trop d'empire fur une conftitution phyfique qui n'eft pas affez af-
fermie.

Auſſi dit-on qu'un enfant qui a trop
d'efprit, n'eft pas deftiné à vivre long-
tems ; ce qui eft conforme à l'expérience ?

Quelle révolution annonce depuis 14
jufqu'à 16 ans l'âge de la puberté !

Un fentiment d'anxiété , d'inquiétude
générale s'empare de toutes les facultés
de l'homme ; fa démarche eft lente &
incertaine ; la force mufculaire l'aban-
donne ; toute l'aĉivité des fonĉions eft
fufpendue. Dans cet état fi pénible il
s'interroge lui-même , il cherche à reconnoître les changemens qui s'opérent
en lui , il s'irrite de l'inexpérience dans
laquelle il eft plongé. La Nature lui auroit

révélé d'elle-même ce myſtere de ſon exiſtence ſur lequel l'éducation qu'il a reçue a jetté un voile impénétrable. Combien eſt cruelle la perplexité qu'il éprouve! La mélancolie va ſe répandre ſur ſon âme, & obſcurcir ſa penſée. Le courage n'exiſte plus.

A cette époque l'homme eſt-il devenu un être purement phyſique? Le feu des paſſions s'eſt-il éteint? Cette révolution le menace-t-elle d'une deſtruction prochaine?

Le principe de la vie va diſſiper cet orage. Devenu ſurabondant aux beſoins de la nutrition & de l'accroiſſement, il développe enfin une fonction nouvelle; il porte la fécondité dans les organes de la génération; il crée la ſympathie la plus intime entre ces organes & la penſée. L'homme vient de recevoir le germe de la vie qu'il doit tranſmettre à d'autres êtres; & de cet inſtant même il s'éleve à une exiſtence qui lui étoit inconnue juſqu'alors. Toutes ſes actions ont le caractere de l'audace & de la fierté. Sa

démarche se précipite ; sa voix s'affermit ;
le courage acquiert le plus grand dégré d'é-
nergie ; toutes les affections de l'ame vont
se réfléchir sur sa physionomie, se trahir
elles-mêmes par l'expression qu'elles lui
donnent, & transmettre dans chacun de
ses traits la majesté qui distingue l'homme
des autres êtres animés, le caractere de
la réflexion qui n'appartient qu'à lui seul.

A cette époque brillante on diroit que
la création qui n'avoit été qu'ébauchée,
se perfectionne. L'homme paroît s'animer
pour la seconde fois.

La révolution qui arrive depuis 21
jusqu'à 23 ans, ne s'annonce le plus
souvent que par un état de maladie.

Quel pouvoir l'homme vient d'acquérir à l'âge de la puberté ; mais à quels
dangers l'expose la présomption que ce
pouvoir inspire ! avide de connoître, il
voudroit embrasser le systême de la Nature entiere ; son génie ne connoît point
de bornes, il est immense comme la
Nature elle-même. Avide de jouir, il

n'est

n'eſt aucune paſſion qu'il ne veuille ſatis-
faire. Son tempéramment n'eſt arrêté par
aucun frein. L'ardeur inquiéte qui le tour-
mente cédera-t-elle aux obſtacles ſi foibles
que l'éducation lui oppoſe? L'efferveſcence
des ſens n'entraînera-t-elle pas l'âme
elle-même ? Les Médecins obſervent à
l'époque de 21 à 23 ans les maladies
inflammatoires des différens viſceres, ſur-
tout du poumon, qui ſont très-fréquen-
tes, l'affoibliſſement des organes digeſtifs,
les maladies aiguës de la peau, telles que
la petite vérole, & en général les maladies éruptives, la pthyſie dorſale, l'inap-
titude à toute eſpece de travail.

Le plus ſouvent ces maladies ont été
contractées dans l'eſpace de quelques années, depuis l'âge de la puberté juſqu'à
21 à 23 ans, & doivent être conſidérées
comme la criſe du dérangement qui eſt né
dans les fonctions par l'effet des paſſions naiſ-
ſantes. A cette époque toutes les maladies
ont en général le caractere le plus grave.

Aucune époque de la vie n'offre un
E

champ plus vaste d'observations, que celle de l'âge viril, qui commence à 28 ans.

L'homme acquiert dans les années qui succédent à la puberté, le plus grand dégré de force dont son tempéramment soit susceptible. L'équilibre s'est établi d'une maniere stable entre sa constitution physique qui suppose la réaction réguliere des fonctions, & sa constitution morale qui consiste dans le libre exercice des facultés intellectuelles. A cette époque la Nature n'a plus aucun pouvoir à lui répartir. Si les passions ont porté l'yvresse dans ses sens, le délire dans son âme, son tempéramment peut en soutenir les plus grands excès : si la Sagesse l'a guidé vers le sanctuaire des arts, lui a inspiré l'amour des sciences, son génie suffit à tous les travaux ; il n'est aucun espace de cette carriere qu'il ne puisse parcourir : si les rayons de la gloire ont embrasé son cœur, la Nature a donné à son courage toute l'énergie qui peut surmonter les plus grands dangers. La démarche de l'homme parvenu à l'âge vitil, eft ferme, noble & hardie : fon port eft majeftueux. Tout annonce dit M. de Buffon, » que l'empire fur les » autres êtres lui appartient : il fe foutient » droit & élevé : fon attitude eft celle » du commandement. Lorfque l'ame eft » tranquille, toutes les parties du vifage » font dans un état de repos. Leur pro- » portion, leur union, leur enfemble » marquent l'harmonie des penfées & » répondent au calme de l'intérieur : » lorfque l'ame eft agitée, la face hu- » maine devient un tableau vivant où » les paffions font rendues avec autant » de délicateffe que d'énergie, où cha- » que mouvement de l'ame eft exprimé » par un trait, chaque action par un ca- » ractere, dont l'impreffion devance la » volonté, nous décele & rend au de- » hors par des fignes pathétiques les » images de nos fecretes agitations. « Cette époque eft l'age de la force & du jugement.

Hippocrate fixe de 33 à 35 ans le

dernier terme de l'accroiſſement, ou la grande année climmatérique.

Les deſtins de l'homme ſont alors irré-vocablement fixés. Rien ne peut en changer l'ordre. Celui dont la jeuneſſe a été conſtamment exercée, chez lequel le tempéramment a acquis le plus grand dégré d'énergie, découvre dans la perſpeﬔive le long eſpace de la vie qu'il doit parcourir, tandis que l'homme dont les jours ſe ſont écoulés dans la molleſſe, au ſein du luxe, ſe voit aﬃégé par les maladies. Les Médecins obſervent à cette époque de 33 à 35 ans, les fiévres bilieuſes dont le ſiége, les dégrés & le caraﬔere varient à l'infini, l'embarras de viſceres, les fiévres malignes nerveuſes, la pthyſie pulmonaire ſi fréquente à cet âge chez les femmes, les aﬀeﬔions ſcorbutiques. C'eſt également à cet âge que l'état de vapeurs commence à s'annoncer; maladie très-grave, dont le ſpaſme eſt le caraﬔere diſtinﬔif, dans laquelle le concours de ſymptômes multipliés à l'infini offre l'effrayant tableau des facultés intellectuelles prêtes à se dissoudre, de l'économie animale sur le point de tomber en ruine, & qui n'existe que par les aberrations du principe de la vie.

Toutes ces Maladies naissent à l'époque de l'âge viril depuis vingt-sept à vingt-huit ans, & atteignent leur dernier dégré vers trente-trois à trente-cinq ans. Elles deviennent la crise de l'affoiblissement que le tempéramment a contracté dans cet espace de quelques années, par quelque cause que ce puisse être.

L'homme est à peine parvenu à l'époque de trente-trois à trente-cinq ans, de la grande année climmatérique, qu'il tend par une dégradation insensible à décheoir du dégré de force auquel il s'étoit élevé. La Nature ne fait-elle que détruire & récomposer les êtres? Cet ordre est-il immuable? Cette loi, cette éternelle loi est-elle la seule qui gouverne l'Univers? Les mêmes révolutions dans le tempéramment, ainsi que dans les affections morales se reproduisent également de sept ans en sept ans, & accompagnent l'homme dans sa décadence jusqu'à l'extrémité de la vie. On doit y faire cette différence qui exige toute l'attention du Médecin, c'est que dans les tempérammens bien constitués, les signes qui annoncent chacune de ces révolutions, sont en quelque sorte imperceptibles, tandis qu'au contraire dans les dégradations très-marquées du tempéramment, ces révolutions se distinguent par une grande intensité des Maladies.

Je n'examinerai point quels sont les phénomenes de l'âge de quarante ans. Ils ont le même enchaînement qu'à quarante-sept à quarante-huit ans. Ces derniers sont plus fortement exprimés.

Les événemens de l'époque de quarante-sept à quarante-huit ans, n'offrent qu'un spectacle de destruction chez les hommes dont la constitution s'est affoiblie par des dégrés rapides.

Toute la constitution physique a changé. La sympathie qui regnoit entre les différens organes; cette harmonie dans leurs mouvemens respectifs qui étoit le principe de la sensibilité, ne subsiste plus; ils réagissent les uns sur les autres sans aucun concert. Le viscere destiné à la sécrétion de la bile, s'est emparé de tous les canaux par la surabondance & le reflux de cette humeur. La correspondance qui existe entre les fonctions est foible, cede au moindre choc, & ne se maintient que par un grand travail de la machine humaine. La vie est fugitive.

Si l'on considere l'homme moral, la révolution qu'il éprouve, est plus frappante encore. Envain il cherche cette force de l'ame qui paroissoit s'accroître par les obstacles; cette faculté de répartir le mouvement à la moindre fibre musculaire, de le répartir suivant sa volonté; ce pouvoir en quelque sorte magique de donner l'inflexion à sa pensée: la force s'est éloignée de lui comme l'ombre qui fuit. Son génie a disparu. Semblable à ces météores qui s'élevent au milieu de la nuit, il ne répand qu'une

lueur incertaine, qui n'a point l'éclat
de la lumiere. Le feu des paſſions s'eſt
éteint; il vient expirer dans ſes yeux
qui ſont encore les interpretes des émo-
tions de l'ame ; ſes yeux n'expriment que
le déſordre de ſa penſée, que le ſentiment d'inquiétude dont il ne peut ſe
défendre. Son courage jete encore quelques éteincelles ; combien elles ſont foibles! Les nuages du déſeſpoir ſe ſont
répandus ſur ſon exiſtence entiere.

Cette révolution entraîne un danger
d'autant plus grand qu'elle ſe paſſe en quelque ſorte au delà de l'homme phyſique,
& ne ſe manifeſte par aucun ſigne appa-
rent. Dans cet état les viſceres peuvent
conſerver leur intégrité, chaque partie
jouir du mouvement qui lui eſt propre,
& concourir au mouvement général;
mais l'équilibre a ceſſé dans la machine
humaine. Le ſentiment, l'énergie de la
penſée, la vie de l'ame s'eſt éteinte par
le ſeul effet de l'irrégularité des oſcillations. La plupart des hommes s'accou-
tument à cet état de deſtruction, dont

ils parcourent les dégrés comme par une pente naturelle, jufqu'à leur deftruction totale. La confiance qu'ils ont encore dans leurs propres forces, cette illufion qui les féduit jufqu'au dernier inftant, eft fans doute le plus grand bienfait de la Nature à leur égard : ils touchent à l'extrémité de leur carriere. » Dans quel- » les épaiffes ténebres, dit Lucrece, au » milieu de quels écueils s'écoule donc » l'efpace de la vie humaine ? L'homme » eft-il conduit à fa deftruction dans » tous les inftans par des dégrés plus » ou moins rapides ? Peut-il avoir ceffé » d'exifter long-temps avant que de » périr ? «

Les Médecins obfervent à cette épo-que les mêmes maladies qui fe font annon-cées à l'âge de trente-trois à trent-cinq ans ; mais elles font parvenues à leur dernier dégré, & les méthodes de trai-tement qui jufqu'alors en avoient retardé la marche, fufpendu le danger, vont devenir le plus fouvent infuffifantes. Ce ne font plus de fimples embarras qu'on rencontre dans les viſceres ; tous les canaux ſont obſtrués. Les fievres d'accès ſe terminent par l'hydropiſie. Celles qu'on regarde comme putrides, malignes, nerveuſes ſuppoſent la décompoſition preſque générale des fluides. Les coliques bilieuſes ne dépendent plus d'une ſimple dégénéreſcence de la bile. A ce dégré la bile ne conſerve plus le caractere animal ; elle offuſque tous les ſens & occaſionne le même état de ſpaſme, d'yvreſſe, de vertige, de convulſions que produiroient les exhalaiſons méphitiques. La ceſſation du flux périodique chez les femmes, des évacuations inſenſibles à des époques régulieres auxquelles les hommes ſont également ſujets d'après les mêmes loix de l'économie animale, devient toujours funeſte. Les affections ſcorbutiques, les engorgemens ſquirrheux & qui doivent dégénérer en cancer, atteignent leur dernier dégré. Enfin l'état de vapeurs chez les hommes, de ſplen ou de maladie ſplénique plus particuliere aux Anglois, ne s'annonce pas seulement par le spasme, le désordre dans les idées, les convulsions ; c'est un concours de symptômes qui naissent les uns des autres, & attaquent tous les organes à la fois ; c'est le délire de l'ame que le désespoir assiége, l'entiere dissolution des facultés intellectuelles, l'extravagance même de la pensée ; c'est un choc si violent de toutes les parties constitutives de l'homme, si constant qu'il n'est pas difficile au Médecin de reconnoître que les aberrations du principe de la vie sont devenues générales, que la vie elle-même va s'éteindre.

Cette époque est, suivant l'expression de l'Observateur Anglois, le pont qui est jeté sur l'abyme de l'éternité.

Je m'empresse de détourner mes regards de cette effrayante révolution.

Une époque plus satisfaisante pour les hommes généreux qui ont exercé leur génie en se consacrant aux sciences, dont le tempéramment s'est élevé à un grand dégré d'énergie par les travaux qui conviennent à chaque âge, est l'époque de la vieillesse qui commence de soixante-un à soixante-trois ans.

Aucun homme ou presque aucun ne parvient à cet age, lorsque sa vie a été inactive, & qu'il s'est circonscrit lui-même dans les limites de la premiere éducation qu'il avoit reçue. Le sang a circulé avec indolence dans ses vaisseaux pendant quelques années. Jamais l'abord impétueux de ce fluide vers le cerveau ne fit violence à sa pensée, n'alluma son imagination par la perspective de la gloire, n'excita dans son cœur les élans de la sensibilité. La vie chez cet homme n'aura différé de la mort que par quelques nuances. Il a vécu d'un sommeil paisible : il mourra d'un sommeil plus profond.

La vieillesse est comme un roc escarpé où l'on ne parvient que par les plus grands efforts, où l'on ne se maintient que par la violence.

A l'époque où commence la vieillesse,

l'homme reparoît environné de toute la dignité de son être, réunissant au pouvoir de la Nature, le pouvoir de l'expérience qu'il ne doit qu'à lui-même.

Toute sa constitution physique s'est élevée à un état d'équilibre qui ne peut être dérangé que par des causes violentes. Les visceres ont perdu cette irritabilité vive & prompte, les organes cet excès de sensibilité qui exposoit l'économie animale aux désordes les plus grands. Si les fluides abondent moins en esprits, ils conservent toutes les qualités qui constituent dans chaque fluide le caractere animal. La correspondance des fonctions entr'elles, n'est point cette sympathie rapide qui rend l'homme un être passif dans la premiere jeunesse, également tourmenté par le plaisir ou par la douleur. C'est une harmonie solidement établie. La circulation des humeurs est lente, forte & réguliere.

Si l'on considere à cette époque l'homme moral, on observe le même caractere de stabilité. Sa démarche est grave.

Toutes les affections de l'ame sont pro-
fondes & ne se manifestent au-dehors
par aucun signe. La majesté du vieillard
se peint dans sa physionomie : elle est
sévere. Le calme qui y regne, annonce
l'amour de l'ordre dont son ame est péné-
trée, l'amour de l'ordre qui est le dernier de
ses besoins. Le génie semble reprendre
en lui une nouvelle vigueur, être rappélé
à la vie. L'homme dans cet état que l'on
peut regarder comme son état de per-
fection, n'appartient à aucune secte ; je
dirois presque à aucune nation ; il ne peut
appartenir qu'à lui-même.

Les Médecins distinguent à cette époque une classe particuliere de maladies
qui s'annoncent déjà, quoiqu'à un dégré
peu sensible ; telles sont les maladies très-
multipliées auxquelles deviennent sujets
les organes des sens ; les maladies des
rheins, des uretheres, de la vessie, en
général des voies urinaires, dont le dernier dégré est la formation de la pierre ;
les fiévres catharrales assez fréquemment
périodiques au printems & à l'automne,

les catharres qui ont quelquefois une marche rapide & que l'on appelle alors catharres suffocans ; les affections rhumatismales & arthritiques, le retour de ces affections dans les mois de janvier & juillet ; leur danger qui dépend toujours de l'irrégularité de ces périodes, du réflux de l'humeur arsthririque sur les visceres.

Ces Maladies dépendent presque toujours de causes physiques. C'est sur-tout au retour de chaque saison qu'elles s'annoncent. Il est essentiel dans le principe d'en arrêter le progrès avec la circonspection qu'exige cet âge.

Lorsqu'on observe la marche de la vieillesse depuis 61 jusqu'à 105 ans, qu'on peut regarder comme le dernier terme de la vie humaine, on juge qu'elle a ses années climmatériques, ses périodes de 7 ans en 7 ans ; mais chaque révolution ne s'annonce que par des nuances imperceptibles, qu'on distingue à peine de l'état de maladie.

L'homme eft conduit au dernier terme de l'affoibliffement, à la mort par des dégradations lentes, ainfi qu'il étoit parvenu au plus haut dégré de force par un accroiffement fucceffif. La Nature a établi des rapports qui font exactement les mêmes, comme s'il n'étoit pas plus difficile de mourir, qu'il n'a été difficile de naître.

J'ai parcouru le cercle de la vie humaine. Les dégrés en ont été marqués de fept ans en fept ans. La théorie de la doctrine d'Hippocrate fur les années climmatériques eft donc une de ces vérités éternelles qui a pu être obfcurcie par l'efprit de fyftême, mais qui dans aucun fiecle n'a échappé au Médecin obfervateur.

Combien cette théorie eft fimple! Quelle lumiere elle répand fur la Médecine pratique!

Je ne puis m'empêcher d'offrir Hippocrate à l'admiration, je dirois prefque à la vénération des fiécles.

A

A quel dégré a-t-il donc porté l'esprit d'observation ? Comment a-t-il embrassé le système de la Nature entiere ? Par quel effort de génie s'est-il élevé au-dessus de toutes les connoissances qu'on ne devoit acquérir que dans l'espace de vingt siécles ?

L'art de guérir ne doit-il donc sa certitude qu'à l'expérience seule ? Pourroit-il rejeter loin de lui le vain luxe des sciences dont il s'est environné, sans rien perdre de son évidence ? Cet art si simple dans la pratique, si compliqué dans la théorie qui le guide, ressemble-t-il au rayon de lumiere qui se décompose à travers le prisme en plusieurs autres rayons dont chacun est encore la lumiere elle-même ?

Tous les Médecins qui auront joui de la plus grande réputation, n'auront-ils donc eu d'autre carriere à parcourir, d'autre but de leurs recherches, que de s'élever jusqu'à la pensée d'Hippocrate ?

S'il étoit vrai que les Médecins eussent rempli cette carriere si difficile, tous les travaux de leur art feroient épuifés.

La doctrine d'Hippocrate, telle que je viens de l'expofer, s'étayant fur l'obfervation, n'admettant d'autre guide que l'expérience, rappélant toutes les vérités théoriques de l'art de guérir à des notions fimples fur la nature des êtres animés, peut être confidérée comme ayant été depuis le fiécle d'Hippocrate jufqu'à nos jours, la feule légiflation de la Médecine pratique chez toutes les nations de l'Europe, du moins chez les nations qui ont pu être civilifées.

C'eft fans doute un avantage inappréciable de cette doctrine, que les loix n'en foient point arbitraires, qu'elle ne laiffe au Médecin d'autre pouvoir, que celui de tranfmettre en faveur des malades les bienfaits de l'expérience qu'il a acquis. Auffi les différentes écoles qui fe font formées d'âge en âge, telles que l'école de Galien, des Arabes, des Chimiftes, l'école même de Boerhaave, n'ont-elles prétendu qu'interpréter les ouvrages d'Hippocrate, ou que rétablir fa doctrine, lorfqu'elle étoit abandonnée?

On doit rendre ce témoignage au plus grand nombre de Médecins, fur-tout aux Médecins Anglois, qu'ils ont confervé jufqu'à nos jours cette doctrine au milieu des obftacles que l'empirifme & l'efprit philofophique n'ont ceffé de leur oppofer.

Me feroit-il permis d'obferver que les Médecins Anglois ont cet avantage, qui fans doute eft très-grand, de trouver dans le caractere national tout ce qui peut encourager leurs travaux par la certitude d'en obtenir le prix. L'art de guérir n'a point chez la plupart des nations de l'Europe, & fur-tout en Angleterre, la mobilité des fyftêmes. Il n'y eft point tranfmis d'une claffe de citoyens à une autre claffe d'après l'opinion de quelques écrivains. Cet art fi difficile appartient au Médecin qui s'y eft exercé, & eft regardé chez ces nations comme l'infti-tution la plus utile des fociétés humaines.

Quelle eſt donc cette réflexion, je dirois preſque, quel eſt ce délire d'un philoſophe moderne, lorſqu'il dit : » hom- » me ſenſé ſouffre, meurs ou guéris, » mais ſur-tout ne mets point à la loterie » de la Médecine où tant de chances » ſont contre toi : « Exiſte-t-il un homme aſſez ſage ou plutôt aſſez féroce, pour ſe flatter qu'il franchira les périodes de la vie, ſans avoir perdu un ſeul inſtant de vue le ſoin de ſon bien-être & de ſa propre conſervation, ſans être atteint par quelqu'une des cauſes de deſtruction qui naiſſent de l'état de ſociété, & que les ouvrages philoſophiques ont ſi mul- tipliées de nos jours, ſans être enfin forcé de réclamer des ſecours qu'il ne peut ſe procurer à lui-même ?

Les Médecins Anglois doivent la con- ſidération dont ils jouiſſent dans leur pa- trie à l'eſprit d'obſervation qui les diſtin- gue. Ne pourroit-on pas dire que cet eſprit eſt le titre qui crée l'exiſtence ſo- ciale du Médecin, & lui aſſigne le rang qu'il doit obtenir parmi les hommes deſtinés à gouverner leurs femblables ? Les Médecins Anglois doivent la réputation dont ils jouiffent chez les différentes nations de l'Europe, à la ftabilité de leurs opinions. Hippocrate & Sydenham, voilà quels font les feuls légiflateurs qu'ils aient admis.

Je pourrois également citer parmi nous un très-grand nombre de Médecins qui doivent à cette théorie tous les fuccès de leur pratique, & qui n'emploient de nos jours le langage de la doctrine de Boerhaave, langage qui frappe les oreilles & n'arrive point jufqu'à l'efprit, que pour fe conformer à des opinions qui dominent encore, & par une forte de condefcendence pour les malades ; mais ce font fur-tout les ouvrages de Théophile de Bordeu qui ont rappelé dans ce fiécle l'art de guérir à l'obfervation : c'eft la réputation dont il a joui, qui a fait reconnoître tous les avantages de l'expérience fur l'efprit de fyftême. Quelle étoit l'heureufe témérité de fa pratique dans le traitement des maladies les plus graves, toutes les fois que la Nature avoit une marche certaine! avec quelle fageffe il étayoit le tempéramment des malades dans les cas très difficiles où la Nature femble avoir épuifé fes reffources, & porte elle-même le défordre dans les fonctions dont il n'eft plus en fon pouvoir de maintenir l'harmonie.

Ce Médecin célebre a vécu fans doute affez long-temps pour fa propre gloire; mais il n'a point affez vécu pour opérer, ainfi qu'il l'efpéroit, la plus grande révolution dans la pratique de la Médecine, en renverfant tous les fyftêmes de l'école. Il défiroit que les afiles où les infirmités de l'homme fe reproduifent fous tant de formes, fuffent environnés du refpect qui eft dû à l'humanité fouffrante, que la Médecine y fût enfeignée, ainfi qu'Hippocrate en avoit donné l'exemple lui-même. Ces vues vraiment patriotiques furent applaudies, & refterent fans exécution. On fe contenta de dire, fuivant l'expreffion confacrée, que c'étoit le délire d'un honnête homme. Ainfi les vérités les plus importantes n'appartiennent point au siecle qui les voit naître. Il faut qu'elles paſſent dans le ſilence à travers les âges pour acquérir plus d'énergie & reparoître environnées de la raiſon qui éclaire enfin les hommes, de la néceſſité qui les ſubjugue.

Il peut donc arriver des époques célebres, où l'intérêt général s'éleve au-deſſus de toutes les conſidérations, & ne permet pas que l'erreur conſerve aucun aſile.

L'eſprit de ſyſtême ne ſauroit découvrir en Médecine aucune queſtion ſur laquelle il ne ſe ſoit exercé. L'empiriſme a épuiſé de nos jours tous les moyens de ſurprendre la crédulité des malades. Que reſte-t-il donc, ſi ce n'eſt de rappeler parmi nous un art de guérir qui ſoit ſimple dans ſa théorie, & dont la pratique opere avec la plus grande activité, ou ſe livre à l'obſervation d'après la marche de la Nature, ſuivant le caractere & le dégré de chaque Maladie.

Cet art de guérir ne ſera-t-il pas la doctrine même d'Hippocrate?

A BREST, de l'Imprimerie de R. MALASSIS.